AF454974

DE LA

CERTITUDE MÉDICALE

ET DE LA

NÉCESSITÉ D'AMÉLIORER LES LOIS

qui régissent l'exercice de la Médecine ;

Par J. JEANNEL,

Docteur en Médecine de la Faculté de Paris, Membre de la Société de Médecine de Bordeaux.

> Il n'est aucun besoin qui dispose aussi puissamment l'esprit à la crédulité la plus facile et la plus ridicule, que celui de conserver et surtout celui de recouvrer la santé. Le Gouvernement laissera-t-il ici les citoyens sans aucune sauvegarde, en proie à leur propre faiblesse et à l'audace des charlatans?
>
> CABANIS. (*Coup d'œil sur les révolutions et sur la réforme de la Médecine*, ch. I, § II.)

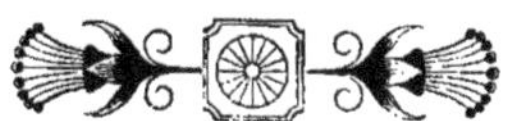

PARIS,

CHEZ J.-B. BAILLÈRE, LIBRAIRE,

RUE HAUTEFEUILLE, 19.

1853.

TABLE.

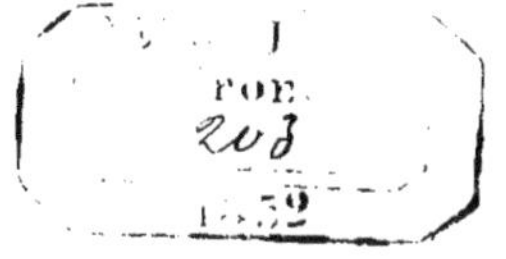

DE LA
CERTITUDE MÉDICALE

ET DE LA

NÉCESSITÉ D'AMÉLIORER LES LOIS

qui régissent l'exercice de la Médecine.

Au Corps Médical de France.

C'est avec une extrême difficulté que le médecin, à part de rares exceptions, parvient à vivre honorablement, s'il ne possède pas d'autre fortune que son diplôme. La mauvaise répartition du personnel médical, l'encombrement dans les villes, l'insuffisance des ressources dans beaucoup de communes rurales, le charlatanisme, et, par-dessus tout, le défaut de protection légale, renouvellent continuellement des obstacles contre lesquels le plus grand nombre de nos confrères s'épuisent en efforts douloureux.

Mais, en vérité, qu'importe à la prospérité publique que des hommes pourvus de parchemins officiels soient exposés à lutter vainement contre la misère! Dans ce temps de concurrence universelle, chacun n'est-il pas responsable de son sort, et passible des peines de l'insuccès? Les déboires.

les découragements, les souffrances de quelques-uns de ceux qui ont embrassé la carrière médicale, ne sont, après tout, que des questions personnelles; ils vivent de leur art : c'est leur affaire à eux, ce n'est pas l'affaire de la société. Ils vendent des promesses de santé et des éventualités de vivre. Pourquoi la nation s'intéresserait-elle aux fluctuations de leur entreprise? La société ne s'émeut pas plus de l'indigence d'un médecin que de celle d'un industriel ou d'un spéculateur quelconque.

Cette indifférence pour les pénibles épreuves de la carrière médicale, vous la comprenez instinctivement, Messieurs; et cela est si vrai, que lorsqu'on vient vous parler de vos plaies intimes et de vos chagrins professionnels; lorsqu'une voix amie s'élève au milieu de vous pour réclamer, en faveur du corps médical, une protection plus efficace, vous applaudissez d'abord, vous encouragez sans doute des aspirations sympathiques, mais bientôt vous retrouvez en vous-mêmes un sentiment de leur impuissance qui vous attriste et vous refroidit; car vous êtes mieux initiés que personne à la pratique de la vie sociale, et la voix publique ne cesse de répéter à vous comme à chaque citoyen : « Réussissez ! la lice » est ouverte à tous; chacun doit s'enrichir et se glorifier » par ses propres efforts; vive le succès ! »

Je suis donc pleinement convaincu de l'inutilité des efforts que nous pourrons tenter, au point de vue de nos intérêts seulement, pour améliorer notre condition. Vainement nous ferons des dissertations sur nos fatigues, sur notre dévouement et sur l'ingratitude des hommes; vainement nous gémirons sur les enthousiasmes et les entraînements de la crédulité publique, exaltant tour à tour les magnétiseurs, qui déploient comme une enseigne leurs titres académiques, et les maréchaux-ferrants, qui se procurent des inspirations divines en épelant de vieux formulaires; car la sottise humaine n'a pas de limites arrêtées : elle écoute avec une égale ferveur des artistes en disponibilité, faisant après dîner, dans les salons, des cours de pathologie transcendante ou de matière médicale pure, et des gardes-malades retirées, exploitant dans leurs galetas nos propres ordonnances, dérobées au chevet de leurs pratiques.

Il est pourtant quelques ressources, non pour guérir les incurables folies de l'espèce humaine, mais pour en atténuer les ravages. Oui, Messieurs, il est un moyen de démasquer le charlatanisme, un moyen aussi d'arriver, d'une manière indirecte il est vrai, mais loyale et morale, à rendre meilleure la condition des médecins; c'est d'unir nos efforts pour vulgariser cette vérité : que la médecine est une science positive, dont les progrès intéressent directement la santé publique et tendent à augmenter réellement la durée moyenne de la vie. On pourrait proclamer alors et faire comprendre que les intérêts engagés dans les questions d'organisation médicale sont d'un ordre beaucoup plus élevé que les intérêts individuels des médecins; que ce sont vraiment des intérêts sociaux, et des plus précieux.

Si l'on doute de leur science et s'ils en doutent eux-mêmes, les médecins ne sont que des charlatans sérieux et d'un ordre supérieur, autorisés par la loi; mais s'ils sont dépositaires de la vérité, s'ils possèdent une science rigoureusement applicable, ils doivent être respectés comme des bienfaiteurs publics, ils doivent être encouragés et protégés dans l'intérêt même de la société.

Messieurs, je ne prétends pas soutenir une discussion solennelle dans ce litige où se trouve engagé l'honneur du corps médical; mais, encouragé par le noble but que j'entrevois, je vais essayer de reconnaître la nature et l'étendue de la certitude médicale.

Je ferai voir d'abord que la certitude médicale n'est pas absolue pour les faits particuliers ; ensuite, je tâcherai de prouver que la certitude médicale est absolue pour les faits généraux.

En terminant, je dirai pourquoi les gens du monde sont quelquefois entraînés à nier cette certitude, et je réclamerai la réforme de la législation médicale, comme base d'une meilleure organisation sanitaire.

§ Ier.

La certitude médicale n'est pas absolue pour les faits particuliers.

Lorsqu'un chimiste a constaté une réaction, lorsqu'un physicien a observé un mouvement, cette réaction, ce mouvement sont des faits précis, dont rien ne peut ébranler la réalité. L'observateur a eu sous les yeux le phénomène tout entier, et sa volonté peut le reproduire avec tous ses caractères : il lui suffit d'en réunir de nouveau les conditions. En est-il de même pour les faits médicaux ? Non, Messieurs. Lorsque vous avez étudié les symptômes et la marche d'une maladie chez un seul sujet, et que vous avez constaté les changements survenus après l'application des agents thérapeutiques, quelle que soit la perfection de vos moyens d'observation, ce fait particulier n'autorise aucune conclusion générale ; il ne vous appartient pas tout entier, et vous ne sauriez réunir de nouveau les conditions qui le reproduiraient ; car il est compliqué par l'incessante intervention d'un agent invisible, d'une force mystérieuse et divine, dont l'action ne peut être ni pesée, ni mesurée, ni gouvernée par vous. Cette force, vous l'avez nommée : c'est la vie ; cet agent, vous le connaissez : c'est la vie !

Les procédés physiques et mathématiques, qui donnent aux autres sciences naturelles une base de certitude inébranlable, ne sont donc point applicables à la constatation des faits médicaux. La vie, cette force indéfinie, dont l'intensité et les déviations sont essentiellement variables, est comme une inconnue supérieure, qu'il est impossible d'isoler ou d'éliminer dans les problèmes de pathologie et de thérapeutique.

C'est pourquoi la certitude qu'il nous est permis d'acquérir, quant à un fait donné, n'est jamais absolue ; elle n'est que relative. N'éludons rien, tranchons le mot, ce n'est pas une certitude, c'est une probabilité de plus en plus rapprochée du certain ; et la rectitude du jugement, l'attention, l'habitude d'observer, ne suffisent pas pour découvrir dans un fait isolé les lois suprêmes de la physiologie normale et de la physiologie pathologique, qui dominent et qui dirigent la pratique médicale ; il faut encore, et nécessairement, la comparaison des observations multipliées. Le fait unique et simple de la chute d'une pomme, a pu suffire à Newton pour s'élever jusqu'à la conception des lois générales de l'attraction ; on peut affirmer qu'un seul fait médical ne soutiendra jamais un pareil enchaînement de conséquences.

Voilà ce qui explique l'absurdité des opinions que les gens du monde, même les plus intelligents, adoptent souvent avec la foi la plus inébranlable, lorsqu'ils ont observé quelque fait particulier de maladie sur eux-mêmes ou sur leurs amis. Pour le médecin pénétré des difficultés de son art, c'est l'objet d'un étonnement toujours nouveau et toujours pénible, que cette assurance avec laquelle des commerçants, des hommes de loi, des artistes, professent la médecine dans les salons, et même dans les journaux, se faisant fort de l'enseigner surtout aux médecins, et jugeant souverainement des questions médicales. Il faut cependant reconnaître que, dans les classes supérieures de la société, les gens les plus entichés des excentricités merveilleuses, les fervents du somnambulisme lucide, les enthousiastes des paysans guérisseurs, les apôtres de l'homœopathie, des chaînes électriques, etc., ne sont guère les gens sérieusement occupés de leurs devoirs et de leurs affaires ; ce sont rarement les hommes dont les études premières ont été solides : ceux-là sont persuadés qu'on ne peut jamais savoir que ce qu'on a pris la peine d'apprendre, et qu'on ne peut pas plus se faire, du jour au lendemain, professeur de médecine que professeur de chimie ou de langue allemande. Ce sont plutôt les désœuvrés, incapables d'un travail raisonnable et suivi ; les artistes, charmants après le coucher du soleil, dont la vie se partage entre la vanité, le plaisir et l'ennui ; ou bien les hypocondriaques : tous gens qui se font une affaire de vanité d'avoir des maladies extraordinaires et de se guérir par des remèdes bizarres ou prodigieux.

En résumé, les conclusions et les généralisations hypothétiques qu'on s'empresse de tirer d'un trop petit nombre de faits médicaux, sont une source intarissable d'erreurs et de mécomptes qu'on attribue faussement à l'incertitude de la médecine.

On doit s'appliquer à réduire les faits particuliers à leur valeur réelle; il faut, au contraire, s'efforcer de comprendre les faits généraux, afin d'en faire jaillir la vérité qu'ils recèlent.

§ II.

La certitude médicale est absolue pour les faits généraux.

Les preuves de la certitude médicale, quant à la généralité des faits, sont de deux sortes : les unes sont tellement vulgaires, qu'elles passent le plus souvent inaperçues; les autres sont scientifiques et statistiques, et doivent être découvertes par le raisonnement.

Examinons d'abord les preuves vulgaires.

Lorsqu'une vive douleur, la perte des forces et de l'appétit, une fièvre ardente ou quelque autre symptôme plus ou moins grave, avertissent un homme de l'invasion d'un mal intérieur menaçant sa vie, le repos est son premier besoin, il s'y livre; les aliments lui répugnent, il les repousse; s'il a soif, il boit; s'il a froid, il s'enveloppe de vêtements. Cet homme, en suivant les indications naturelles, adopte une règle de conduite; à proprement parler, c'est un traitement qui peut-être suffira pour lui rendre la santé. Il est devenu son propre médecin. Mais s'il a le jugement perverti par des préjugés, ou si le délire a compliqué sa maladie, ou bien encore si quelque médicastre lui donne des conseils absurdes, peut-être résistera-t-il au besoin de repos, peut-être se gorgera-t-il d'aliments indigestes ou de boissons alcooliques, et la mort qu'il aurait pu éviter viendra terminer sa maladie.

Mais je parle des indications naturelles comme si l'homme malade les rencontrait toujours en obéissant à l'instinct. Messieurs, la conservation de la vie de l'homme n'est pas confiée à son instinct, mais à son intelligence, à l'observation raisonnée, à la science. L'instinct, c'est l'intelligence divine se manifestant dans la brute irresponsable et la gouvernant, afin qu'elle accomplisse dans le monde créé son rôle harmonieux, tandis que l'intelligence de l'homme est essentiellement liée à la liberté et à la responsabilité; c'est elle qui est chargée de veiller à la conservation de la vie matérielle et morale des individus et des peuples. La domination de l'homme sur les animaux, la civilisation, la liberté, la science, le dévouement, sont les preuves nobles et éclatantes de la supériorité de l'intelligence sur l'instinct.

Un exemple peut faire aisément comprendre l'insuffisance radicale de l'instinct humain dans les questions qui intéressent la conservation de la vie matérielle, où se restreint mon sujet : lorsqu'un homme s'est exposé à un froid très-intense, et que ses membres ont été gelés, s'il obéissait à son instinct, il s'approcherait le plus tôt possible d'un ardent foyer de chaleur; mais l'observation raisonnée, c'est-à-dire la science, lui a appris le danger d'un réchauffement trop prompt, d'où résulterait l'irrémédiable désorganisation des tissus; la science lui prescrit de résister à son instinct, et de frotter d'abord avec de la neige, puis avec de l'eau glacée, ses membres mortifiés par le froid, enfin de ménager lentement les transitions jusqu'au retour de la température normale.

C'est donc par la science que se découvrent les véritables indications curatives. Qui oserait soutenir qu'il est indifférent pour la guérison d'un malade d'obéir ou de résister à ces indications ? Personne. Qui oserait soutenir qu'elles sont toujours également évidentes ? qu'il est inutile de connaître la cause d'un mal qu'on veut prévenir ou arrêter, et qu'il est superflu de savoir ou d'ignorer quel est l'organe affecté et de quelle manière il l'est ? Personne, assurément.

Il faut donc croire que la médecine existe comme science positive, et qu'elle est exercée avec plus ou moins d'utilité pour la société, selon le bon sens, l'instruction, le génie des médecins !

Examinons maintenant si la médecine a participé aux mouvements progressifs des connaissances humaines, et si elle est en possession de la certitude scientifique.

On reproche quelquefois aux médecins la divergence de leurs opinions sur un même fait pathologique ; on croit y trouver la preuve de l'incertitude de la médecine.

Il faut d'abord faire observer que très-souvent ces divergences d'opinion sont plus apparentes que réelles, et que les gens du monde, incapables d'en apprécier l'importance, sont toujours enclins à les exagérer ; ensuite, il est bon de constater que la même maladie peut être combattue avec un égal succès par des moyens différents. Ainsi, pour ne citer qu'un exemple, l'ophthalmie purulente des nouveaux-nés, qui réclame, comme chacun sait, un traitement très-énergique, est heureusement modifiée par la cautérisation des conjonctives avec une solution concentrée d'azotate d'argent, ou par la cautérisation avec l'azotate d'argent solide; et des moyens d'une tout autre nature donnent aussi d'excellents résultats pour la cure de cette maladie : ce sont les irrigations d'eau fraîche ou les lavages continuels avec la décoction de feuilles de noyer. Il est évident qu'on ne saurait considérer ces ressources variées comme des preuves de l'incertitude de la médecine.

Après ces réserves, je m'empresse de reconnaître que dans certaines affections dont les causes sont restées mystérieuses, ou dont les symptômes sont mal déterminés, et dans certains cas exceptionnels, les données du problème manquant de netteté et de précision, les médecins ne sauraient tomber d'accord. Mais j'affirme qu'il est injuste de reprocher à la médecine la divergence des opinions sur les faits exceptionnels, sur les questions litigieuses et sur les inconnues qui limitent le domaine scientifique. Que penserait-on, je le demande, que penserait-on d'un médecin qui se croirait le droit de proclamer l'astronomie une science vaine et hypothétique, parce que les astronomes ne sont pas d'accord sur les causes de la scintillation et de la coloration des Étoiles, sur les propriétés de l'Anneau de Saturne ou sur la constitution physique du Soleil, etc.? On penserait avec raison qu'il ignore l'astronomie, et que ne pouvant pas l'apprendre, il tâche de la supprimer.

Les incertitudes du traitement de la fièvre typhoïde n'infirment donc pas les découvertes réalisées pour le diagnostic et pour le traitement de la pleurésie, de la pneumonie, de la bronchite capillaire, des fièvres périodiques, du croup, de la chloro-anémie, de la syphilis, etc. Les médecins les plus savants diffèrent sur les détails du traitement de la fièvre typhoïde, cela est vrai; ils disputent entre eux sur la nature du cancer et du choléra, et sur les causes de la pellagre, j'en conviens ; mais si les professeurs qui dissertent dans les salons sur les méthodes thérapeutiques, voulaient consulter les Traités de Pathologie publiés depuis cinquante ans, s'ils pouvaient examiner les cahiers de visite des médecins d'hopitaux, ils seraient certainement surpris de l'uniformité du traitement prescrit pour les mêmes maladies par les praticiens des pays les plus éloignés ; ils ne sauraient comprendre comment un si grand nombre de médecins, après avoir reconnu la nature et la gravité d'un mal par des méthodes identiques, lui opposent partout des remèdes analogues et poursuivent partout le même but en obéissant à des règles fixes. Ainsi, le désaccord des médecins sur certaines questions ne saurait servir d'argument contre la certitude générale de la médecine ; au contraire, la multitude des notions et des principes universellement acquis et reconnus, prouve jusqu'à la dernière évidence que la science médicale est réunie en corps de doctrine et qu'elle satisfait l'esprit humain comme les autres sciences, en lui offrant une part de l'universelle vérité.

Peut-être voudrait-on prétendre que ce corps de doctrine ne comprend qu'une collection de préceptes vagues et de documents erronés, et que loin de satisfaire l'esprit humain, avide de vérité, la médecine se borne à flatter magistralement ses présomptions ?

Cette objection m'engage à mettre sous vos yeux les preuves des progrès de la médecine vers son but, qui est la prolongation de la vie humaine.

Les découvertes poursuivies lentement et silencieusement dans les laboratoires des savants, transforment la surface de la terre; elles confirment, elles étendent la domination de l'intelligence humaine sur la matière inerte. Chacun reconnaît avec enthousiasme que ce sont les progrès des sciences naturelles, et principalement de la physique et de la chimie, qui enfantent les progrès de l'industrie.

Il est une autre science, étudiée et pratiquée par un grand nombre d'hommes auxquels on ne saurait contester ni l'intelligence ni le zèle pour le travail. Cette science s'est enrichie depuis soixante ans de plusieurs découvertes qu'on admire d'autant plus qu'on les connaît mieux; sans parler de la vaccine, ce sont : la percussion et l'auscultation, qui permettant de constater physiquement l'intégrité ou l'altération des fonctions, ont donné au diagnostic et à la thérapeutique une précision toute nouvelle, quelquefois mathématique. Elle a tellement perfectionné l'anatomie normale, l'anatomie pathologique et la physiologie, qu'elles sont devenues la source inépuisable des plus heureuses déductions thérapeutiques. Elle a créé la toxicologie expérimentale, la médecine légale, l'hygiène des arts industriels, etc. Elle s'est approprié les procédés de l'analyse chimique et microscopique; elle a emprunté à la botanique et à la chimie des spécifiques nouveaux d'une efficacité merveilleuse. Le but qu'elle poursuit par tant d'observations, tant d'expériences, tant de labeurs, c'est la prolongation de la vie humaine; or, justement, la statistique découvre que la vie humaine est vraiment prolongée, puisque sa durée moyenne, qui n'était en France que de vingt-huit ans il y a un demi-siècle, atteint maintenant trente-quatre ans; en même temps, la statistique découvre encore que la mortalité est d'autant moins rapide dans les diverses classes de la société, qu'elles sont mieux en état de profiter des services de cette science; si d'ailleurs on consulte les tableaux d'observations dressés avec une exactitude irréprochable dans les salles de clinique des hôpitaux, il est aisé de constater que le chiffre des décès est fourni presque en entier par les malades qui ont tardé plus ou moins longtemps à réclamer les secours de la médecine; enfin, dans les épidémies les plus terribles, s'il est vrai qu'un certain nombre de victimes sont frappées d'une manière irrémédiable et comme foudroyées par des attaques mortelles que l'art est impuissant à prévenir, il n'est pas possible de méconnaître l'influence préservatrice d'un traitement rationnel pendant la période d'invasion, pour peu qu'elle ait une certaine durée.

Eh bien! il faudrait admettre que ces préceptes lentement formulés par l'expérience, que ces monuments magnifiques dus à l'amour de l'humanité et à l'amour de la gloire, ces œuvres des hommes, nos prédécesseurs et nos maîtres, qu'on a salués du nom d'hommes de génie, il faudrait admettre que tout cela n'est qu'un vain fatras de mots vides de sens, qu'un échafaudage chancelant, fantastique, fondé sur la crédulité misérable de l'esprit humain!

Ah! Messieurs, je rougis de penser qu'après tant de découvertes admirables, après tant de bienfaits chaque jour renouvelés, il puisse être encore utile de rassembler, comme je le fais aujourd'hui, les preuves de la certitude de la médecine!

Et que de faits n'ai-je pas dû négliger dans cette énumération! Les diverses maladies cutanées qui terrifiaient l'imagination de nos pères, et qu'ils désignaient sous le nom de lèpre, ont maintenant disparu des pays civilisés; cette maladie, qui naguère encore était une des causes principales de dépopulation, et que Voltaire alléguait comme un argument contre la Providence, tant le mal lui paraissait terrible et irrémédiable, la syphilis est maintenant arrêtée presque à coup sûr à toutes les périodes de sa marche destructive, et ne figure plus que rarement parmi les causes de décès; les scrofules ne sont plus guéries par le miraculeux attouchement des mains royales, mais le plus humble praticien des campagnes les prévient moyennant les préceptes de l'hygiène, ou les guérit en administrant les spécifiques récemment découverts; les causes du scorbut sont maintenant si bien connues, que désormais les marins sont préservés de ce fléau, qui les décimait encore il y a trente ans.

Messieurs, je dépasserais les limites que je me suis tracées, si, pour multiplier les preuves de la certitude médicale, j'essayais de vous rappeler seulement les progrès réalisés par la médecine pendant les dix années dernières; et d'ailleurs, j'ai omis toutes les preuves de certitude que m'auraient fournies les deux branches principales de la médecine : l'hygiène d'une part, et d'autre part la chirurgie; — l'hygiène, dont chacun de vous prend à tâche de répandre les préceptes salutaires avec une généreuse profusion, — et la chirurgie, dont les services sont tellement évidents, que les esprits les plus enclins au scepticisme n'osent pas les contester.

§ III.

Pourquoi les gens du monde sont-ils entraînés à nier la certitude médicale.

Pourquoi donc les hommes qui appartiennent aux classes les plus riches et les plus éclairées de la société, pourquoi ceux-là même qui profitent le plus des bienfaits de la médecine, sont-ils entraînés à nier la certitude de cette science ? Voilà ce qu'il nous reste à examiner.

Messieurs, nous sommes tentés de nous indigner de cette incrédulité moqueuse dont quelques personnes font parade lorsqu'il s'agit des découvertes médicales; pourtant, nous devons convenir qu'elle est explicable jusqu'à un certain point.

Ne craignons pas de mettre à nu les misères les plus cachées et les plus cruelles de notre profession.

Le diplôme de docteur devrait servir à désigner au public les hommes vraiment capables d'exercer la médecine ; c'est là son objet, c'est là son utilité principale. Malheureusement, les épreuves qu'il faut traverser pour l'obtenir ne suffisent pas pour écarter d'une manière absolue les aspirants dépourvus d'intelligence et de jugement. Aussi, nous entendons quelquefois alléguer, pour démontrer l'incertitude de la médecine, des faits qui démontrent seulement l'ignorance ou le faux jugement d'un médecin. Nous sommes alors dans la pénible alternative, ou de consentir à l'humiliation de cette science dont nous sommes les adeptes dévoués, ou bien de nous faire les contempteurs de nos confrères, et de donner le spectacle trivial et scandaleux de nos dissensions.

Assurément, l'incrédulité des gens du monde est due souvent à l'impossibilité où nous sommes de faire comprendre nos motifs de certitude et l'étendue de nos services. Mais aussi, il faut bien l'avouer, quelques médecins, peu dignes de ce titre, travaillent très-activement à détruire le respect et la gratitude du public pour notre noble profession.

Je ne parle pas des charlatans qui exploitent un diplôme de docteur comme les faiseurs de tours et les magiciens exploitent une médaille ou un permis délivrés par la police administrative. Je n'examine pas non plus les causes légales de l'anarchie médicale, ni ces institutions barbares qui livrent à tout médicastre patenté ou non patenté les infirmités humaines, comme un marché industriel avec la liberté du commerce, et qui tendent à faire des médecins plutôt des marchands de visites et de consultations, que les confidents, les amis, les consolateurs sacrés des familles; ce sont des questions qui me mèneraient trop loin. Mais je dis que quelques-uns d'entre nous contribuent certainement à diminuer la confiance du public dans les ressources de la médecine, et son respect pour le caractère des médecins. Sourdement dévorés par l'ambition ou par la jalousie, humiliés et ulcérés par l'insuccès, quelques-uns s'efforcent à tout propos de contester la certitude de la médecine qu'ils pratiquent; et quant à celle que pratiquent leurs confrères, ils la couvrent de leurs dédains, ils la déconsidèrent par des insinuations perfides.

N'en est-il pas quelques-uns, je ne crains pas de le demander, qui prennent à tâche de disperser, de ruiner eux-mêmes ces preuves de la certitude médicale, que tout à l'heure je m'efforçais de réunir, et qui peut-être se procurent ainsi l'étrange succès de persuader à leurs amis qu'ils exercent une profession inutile et chimérique, en d'autres termes, qu'ils vivent de la sottise et de la crédulité publique.

J'ajoute qu'ils abandonnent ainsi l'avantage de l'affirmation aux ignorants effrontés, aux audacieux inventeurs de doctrines, qui ne rougissent pas d'entonner à tout propos leurs propres louanges et de s'attribuer des succès dont le moindre est un prodige.

Le public a soif de l'absurde et du merveilleux. Qu'un forgeron se déclare médecin, que le bourreau ouvre un cabinet de consultation : plus l'appât est grossier, plus il est ignoble, plus les guérisons qu'on raconte sont impossibles, et plus la foule se précipite avec une fiévreuse ardeur. C'est absurde : il suffit, cela satisfait l'esprit public; il s'en repaît avec une sorte de volupté railleuse. Qu'un homœopathe se vante de guérir les maladies les plus terribles avec des atômes d'autant plus puissants qu'ils sont plus petits, avec des atômes auprès desquels un grain de sable est cent fois plus volumineux que n'est le globe terrestre auprès d'un grain de blé; ou bien qu'un aliéné se dise envoyé de Dieu pour soulager l'humanité souffrante, qu'il devine les maladies, qu'il s'exalte, qu'il prophétise; aussitôt les têtes se montent, le fanatisme s'allume : c'est pour la foule un attrait plus puissant encore que celui de l'absurde, c'est l'irrésistible attrait du merveilleux.

Il faut bien l'admettre, puisque cela est vrai : il y a dans l'affirmation une force qui subjugue les esprits les plus fermes lorsqu'ils sont fascinés ou terrifiés par l'apparition de la mort; et le plus ignoble, le plus ignare, le dernier des charlatans qui promet solennellement la guérison, sera certainement accueilli avec plus de faveur par une famille désespérée, que le docteur le plus érudit, dont la science aboutit à flotter entre le oui et le non, et à n'affirmer que le doute.

Aussi, le scepticisme cauteleux ou railleur qui trahit la science en affectant l'impartialité, n'est pas moins dangereux que l'ignorance et la cupidité, qui la déshonorent par des jongleries; et de même qu'un prêtre athée n'aurait pas le droit de se plaindre qu'on fût irréligieux, de même les médecins sceptiques et frondeurs n'ont pas le droit de se plaindre qu'on refuse à la médecine la confiance publique et la protection légale.

Une autre cause non moins puissante de l'incrédulité des gens du monde, dont il me reste à parler, c'est l'impossibilité de mettre à leur portée nos motifs de certitude, et de leur faire comprendre à la fois les limites et l'étendue de nos services. Si quelque sceptique s'avisait de dire à un architecte que la géométrie, la dynamique et la statique sont des sciences vaines et hypothétiques, l'architecte, pour lui répondre, ne s'arrêterait pas à faire des raisonnements : il ferait une maison. Mais nous, nous n'avons aucun moyen matériel et palpable de fermer la bouche aux raisonneurs. En vain nous écartons les causes de destruction qui assiégent les hommes : nous sommes comme ces troupes d'élite vouées à la défaite et qu'on sacrifie sans regret, pourvu qu'elles retardent la marche d'un ennemi nécessairement victorieux; toutes les ressources de notre art, après avoir retardé l'approche de la mort, ne sauraient l'empêcher d'arriver à la fin. Hélas ! Messieurs, nonobstant nos succès, le moment vient toujours où la science humiliée prévoit un échec éclatant. C'est alors qu'il nous faut ménager dans notre rôle une transition délicate et pénible; c'est le moment suprême où l'homme de science, qui apportait l'espérance de guérir et de vivre, doit savoir se transformer en un ami qui partage la douleur des malheureux et qui ouvre son cœur, pour leur donner des encouragements et des consolations. Mais c'est aussi le moment où les guérisseurs de bas étage, s'appropriant les ressources inespérées de la nature, opposent à tout hasard des merveilles et des promesses à la triste clairvoyance de nos pronostics.

Ce n'est pas tout encore : la reconnaissance, qui nous encouragerait à défaut de la conviction raisonnée de nos clients, la reconnaissance, qui nous récompenserait de nos peines et de nos inquiétudes, nous est refusée presque toujours. Si quelque maladie menaçante a été guérie par nos soins, le moribond ressuscité remplit le premier de ses devoirs en offrant à Dieu ses actions de grâces; rien de plus juste; mais malheureusement pour nous, telle est la nature de nos bienfaits, qu'ils se confondent avec ceux de la Providence, dont nous sommes les instruments oubliés ou méconnus.

Comment lutterions-nous contre tant de causes de discrédit ? Le respect de nous-mêmes et la dignité de nos fonctions, nous défendent de vanter notre science et de réclamer l'honneur de nos plus brillants succès. Après nos revers, qui sont inévitables, la mort, ce témoin qu'on ne peut récuser, la mort remplit les temples de chants et de sanglots, et promène à travers les rues des cortéges lugubres, comme pour dénoncer solennellement notre impuissance !

§ IV.

Conclusion. — Nécessité d'une meilleure législation médicale.

Je termine ici cette énumération de nos misères, à laquelle l'expérience de chacun de vous pourrait ajouter encore de longs chapitres.

Une meilleure législation médicale, et c'est par là surtout que je veux conclure, une meilleure législation médicale ne serait rien autre chose qu'une meilleure organisation sanitaire dans la plus large acception de ce mot. Ce que nous réclamons avec instance, c'est l'application la plus étendue et la plus complète possible des vérités scientifiques. Est-ce donc l'intérêt du corps médical qui proteste contre l'insuffisance et contre l'inégalité des garanties d'instruction exigées par nos lois pour l'exercice de la médecine? Non, Messieurs : c'est l'intérêt même des populations. Est-ce donc l'intérêt des médecins qui commande une répartition régulière du personnel médical? Non : c'est l'intérêt sacré de l'humanité; car la médecine n'est pas une science illusoire et chimérique, et les bons esprits ne sauraient douter de la réalité ni de la valeur des services sociaux qu'elle prodigue.

Je ne prétends pas formuler ici des propositions nouvelles et des projets de loi. Les questions relatives à l'organisation médicale sont maintenant approfondies. L'œuvre mémorable du congrès médical de 1845 est ensevelie dans un bien long sommeil, mais elle est pleine de sève et d'avenir; elle reprendra l'autorité et la majesté qui lui appartiennent : l'autorité de la raison et la majesté du bon sens. Cette œuvre du corps médical tout entier contient les éléments et les motifs de l'organisation nouvelle; il ne sera donné à personne de la faire oublier. Puissent mes paroles avoir seulement le succès de la réveiller.

Mais en attendant que la loi protège les médecins, dont elle consacre les titres; en attendant que la loi atteigne et punisse efficacement les charlatans, qui, plus dangereux que les voleurs de grand chemin, prennent à leurs victimes et la bourse et la vie, ne nous décourageons pas, Messieurs, et respectons-nous les uns les autres. Que chacun de nous continue d'étudier avec une ardeur infatigable; soyons fiers par-dessus tout de notre profession, qui touche de plus près à la charité par le bienfait, qu'au métier par l'exigence d'une rémunération matérielle. C'est la persévérance de nos services, c'est notre résignation dans les revers et notre modestie dans les succès, c'est notre amour pour la science et notre dévouement pour l'homme souffrant, qui revêtiront chacun de nous d'une autorité personnelle, et qui nous affermiront contre l'injustice par le sentiment du devoir accompli.

Bordeaux, imprimerie GOUNOUILHOU, Sr de HENRY FAYE, place Puy Paulin, 1.

www.ingramcontent.com/pod-product-compliance
Ingram Content Group UK Ltd.
Pitfield, Milton Keynes, MK11 3LW, UK
UKHW021046260726
13994UKWH00005B/2374

9 782329 411408